CONTRIBUTION A L'ÉTUDE

DE

L'ATROPHIE DE L'ESTOMAC

PAR

Le Dr Octave MARANGER

PARIS
A. PARENT, IMPRIMEUR DE LA FACULTÉ DE MÉDECINE
A. DAVY, successeur
31, RUE MONSIEUR-LE-PRINCE, 31

1882

CONTRIBUTION A L'ÉTUDE

DE

L'ATROPHIE DE L'ESTOMAC

PAR

LE DOCTEUR OCTAVE MARANGER,

PARIS
PARENT, IMPRIMEUR DE LA FACULTE DE MEDECINE
A. DAVY, SUCCESSEUR.
29-31, RUE MONSIEUR-LE-PRINCE, 29-31.

1882

A LA MÉMOIRE DE MON PÈRE ET DE MA MERE

A MON FRÈRE

A MA GRAND'TANTE PAULINE

A MES ONCLES ET TANTE

AMICIS

A MON PRÉSIDENT DE THÈSE

M. LE PROFESSEUR FELTZ

CONTRIBUTION A L'ÉTUDE

DE

L'ATROPHIE DE L'ESTOMAC

INTRODUCTION.

Dans le cours de nos études près de la Faculté de médecine de Nancy, nous avons eu la bonne fortune d'assister à une autopsie où l'on trouva l'estomac réduit à des proportions minimes, sans aucune lésion apparente qui pût expliquer un rapetissement aussi considérable de l'organe.

Un cas si rare ne pouvait manquer de fixer l'attention de notre savant maître, M. le professeur Feltz. Il fit sur cet estomac des conférences que nous avons précieusement recueillies, et il nous conseilla d'en faire le sujet de notre travail inaugural.

La tâche était difficile, car la pièce était préparée

pour être conservée dans les collections de la Faculté. Cependant, grâce à la bienveillance de MM. les Drs Baraban et Sadler, qui ont mis à notre disposition les coupes qu'ils avaient faites sur cet estomac peu de temps après l'autopsie, grâce aussi à leurs conseils, nous avons pu étudier attentivement l'organe.

Si nous n'avions eu en vue que de rechercher si l'estomac était normalement petit, ou s'il était atrophié dans le sens propre du mot, la question eût été vite résolue ; mais « dire d'un organe qu'il est atrophié ou qu'il est hypertrophié, cela ne le caractérise nullement ; ce qui importe le plus, comme dans tous les phénomènes pathologiques, c'est la découverte de la cause (1). » Nous avons donc recherché cette cause, son mode d'action et les différentes altérations éprouvées par les tuniques de l'estomac. Puis, après avoir rapproché notre observation d'observations analogues rapportées par des auteurs, nous nous sommes efforcé de montrer que les altérations spéciales signalées dans ces derniers temps, surtout par les médecins anglais, ne sont que les phases différentes d'un même processus, reconnaissant toujours la même cause.

Si nous sommes arrivé à un résultat satisfaisant, nous le devons aux excellentes leçons de M. le professeur Feltz. Que notre savant maître veuille donc bien agréer l'hommage de notre travail, et nos remercîments pour

(1) Förster. Lehrbuch der pathologisch. Anatomie.

la bienveillance qu'il n'a jamais cessé de nous témoigner.

Le dessin que nous reproduisons à la fin de ce travail est de notre ami le Dr E. Krantz. Nous sommes heureux de pouvoir le remercier de la bonne grâce avec laquelle il s'est mis à notre disposition.

DIVISION DU TRAVAIL.

Nous diviserons notre travail en cinq paragraphes :

Dans le premier, nous spécifierons l'atrophie de l'estomac et ses causes.

Dans le second, nous étudierons les altérations déterminées dans la paroi stomacale par l'inflammation chronique.

Le troisième comprendra nos observations.

Nous dirons, dans le quatrième, les considérations qu'ont suscitées dans notre esprit les cas observés.

Enfin, les conclusions formeront notre dernier paragraphe.

§ 1.

DE L'ATROPHIE DE L'ESTOMAC ET DE SES CAUSES.

D'abord, qu'entend-on par le mot atrophie ? « C'est, dit Bouillaud, l'état d'un appareil, d'un organe ou d'un tissu, dont la nutrition, sous l'influence de causes diverses, a été diminuée pendant un temps plus ou moins considérable (1). »

Chaque élément anatomique, à l'état normal, maintient l'intégrité de sa matière organisée, grâce à la rénovation moléculaire incessante dont il est le théâtre ; malgré les phénomènes d'assimilation et de désassimilation, il reste toujours identiquement le même, sa matière organisée se renouvelant sans cesse dans les mêmes conditions. Or, chaque fois qu'un élément anatomique perd plus qu'il ne reçoit, il y a atrophie. Le résultat constant de ce défaut de relation entre la recette et la dépense, est une diminution de volume, un rapetissement ou une disparition plus ou moins complète de

(1) Bouillaud. Cité dans le Dictionnaire encyclopédique des sciences médicales. Art. Atrophie.

l'élément anatomique, et partant de l'appareil, de l'organe ou du tissu affecté.

Tous les tissus de l'économie sont susceptibles de cette altération, mais ils le sont à des degrés différents, suivant leur vitalité plus ou moins grande. L'estomac, qui est essentiellement constitué d'éléments actifs, et qui, de plus, est pourvu d'un système circulatoire très riche, ne peut pas faire exception à la règle.

Les cas sont relativement nombreux où, dans les autopsies, on a rencontré des estomacs diminués de volume.

L'atrophie ne reconnaît pas toujours la même cause, ni ne présente toujours les mêmes altérations de tissu.

Dans les recherches que nous avons faites, nous avons pris note de tous les cas de rapetissement de l'estomac que nous avons rencontrés ou qui ont été signalés seulement ; nous les avons classés nous-même d'après leurs causes, faisant venir en dernier lieu l'inflammation chronique qui, pour nous, a la plus grande importance, puisqu'elle est l'objet de notre travail.

Nous divisons les causes en causes physiologiques et causes pathologiques.

CAUSES PHYSIOLOGIQUES.

Cet ordre de causes est assez rare, et jusqu'ici il n'a pas été cité de cas où l'estomac aurait subi une rétraction simple, une condensation uniforme de tous ses éléments, analogue à celle qui se passe dans les reins des vieillards ou dans les mamelles des femmes devenues impropres à la lactation. Nous devons ajouter toutefois que la cessation de fonctionnement ou seulement la diminution fonctionnelle de l'estomac, dans les maladies dont les causes ne résident pas dans l'estomac même, entraîne très souvent le rapetissement de l'organe. C'est ce que nous voyons assez souvent dans les maladies diathésiques et cachectiques.

Quant au travail de résorption que subissent le thymus, les organes génitaux (utérus, testicules), à une certaine période de la vie, il ne peut pas en être question pour l'estomac. L'estomac, en effet, est un organe durable, nécessaire à la vie, tandis que les fonctions de ces organes sont limitées et temporaires.

CAUSES PATHOLOGIQUES.

1° *Amaigrissement.* — C'est le type le plus simple de l'atrophie pathologique. Comme tous les organes, l'estomac peut perdre le pannicule graisseux qu'il renferme ; mais, comme il en contient peu, la diminution de volume est peu ou pas appréciable.

2° *Tumeurs.* — Des observations nombreuses attestent que certaines tumeurs peuvent amener l'atrophie de l'estomac. Ceci s'applique surtout au cancer colloïde, qui, parfois, se répand dans les parois de l'estomac et le rétrécit dans son ensemble, ou à une forme quelconque de cancer affectant uniquement le cardia. L'estomac peut aussi ne pas avoir changé d'aspect extérieurement et sa cavité être seulement diminuée; c'est ce qui a lieu dans certains cas d'épaississement squirrheux de ses parois, comme Förster en a signalé (1).

Les auteurs anglais se sont beaucoup occupés de cette question de l'atrophie de l'estomac dans ces derniers temps, et ils ont signalé un fait que nous n'avons vu relaté nulle part. D'après le Dr Fenwick (2), l'atrophie de l'estomac se produirait, non seulement à la suite de tumeurs cancéreuses de cet organe, mais aussi sous l'influence de tumeurs éloignées, et surtout du squirrhe de la mamelle. Voici le résultat de ses observations :

	Estom. atrophié.	Nombre total des cas.
Cancer de la mamelle.	11	15
— de l'estomac	5	5
— de l'utérus.	3	24
— de la langue.	1	3
— du rctum. . . , ... , ...	1	2
— de l'aine, pénis, vessie.	0	3
— des glandes, os, peau, poumons.	0	8

Mais quelle relation existe-t-il entre les tumeurs cancéreuses et le mauvais état des organes digestifs?

(1) Förster. Lehrbuch der pathologisch. Anatomie. — Art. Verkleinerung.

(2) Fenwick. The Lancet, july, 1

« L'atrophie est-elle primitive et altère-t-elle les fonctions de l'estomac au point que celui-ci n'élabore plus qu'une albumine imparfaite qui, absorbée, donnerait naissance à ces productions anormales de fibrine et de gélatine qui entrent pour une si grande part dans la constitution intime de ces sortes de tissus (1) ? »

Pour Fenwick, ces tumeurs, le squirre surtout, ne se rencontrent que chez des personnes dont d'autres organes ont déjà subi une dégénérescence fibroïde. Ce serait une sorte de diathèse squirrheuse.

3° *Obstacles à la circulation ou à l'innervation.* — Pour qu'un obstacle à la circulation entrainât l'atrophie de l'estomac, il faudrait qu'il portât sur la plus grande partie du système vasculaire, ce qui est théoriquement possible, mais ce qui, en fait, est peu réalisable ; car, lorsqu'une source artérielle vient à tarir, la circulation collatérale y remédie bien vite.

Le défaut d'innervation peut aussi avoir de l'influence sur la nutrition des parois stomacales (par l'intermédiaire des fibres de Remak). Des expériences faites par Brown-Séquard sur des chiens dont il mutilait le cerveau ont prouvé le fait ; mais, jusqu'à présent, aucune atrophie reconnaissant cette cause n'a été signalée chez l'homme.

4° *Défaut d'exercice.* — C'est une loi générale que tout

(1) Fenwick. Loco citato.

organe non exercé diminue de volume et de densité. L'estomac n'en est pas exempt. Des faits rapportés par les Drs Pézerat et Guyot démontrent anatomiquement que, si l'estomac subit une dilatation sous l'influence d'une accumulation exagérée d'aliments, il peut, sous la seule influence du régime et de l'habitude, reprendre ses dimensions normales et même diminuer de volume. Après un jeûne prolongé, sous l'influence de maladies qui ont amené la mort dans le marasme, la tuberculose par exemple, on trouve assez souvent une diminution de volume de l'estomac; « il y a en quelque sorte, dit Förster (1), une déshabitude des parois du viscère. »

5° *Atrophie congénitale.* — L'estomac est quelquefois réduit au calibre de l'intestin, ou n'est indiqué que par un élargissement en forme de sac placé à l'extrémité de l'œsophage. Ces cas ne se rencontrent guère que concurremment à d'autres monstruosités plus graves. Dans le cas de A. Seymour (2), il existait en même temps une disposition anormale de l'iléum et du côlon.

6° *Atrophie spontanée.* — C'est un genre d'atrophie que nous n'avons vu relaté que par Rokitansky et Bühl.

« Une atrophie de l'estomac, avec amincissement des parois, arrive, d'après le pathologiste viennois, comme affection spontanée. C'est une maladie très rare qui

(1) Förster. Loco citato.

(2) A. Seymour. The american. Journal of med., January, 1875.

est accompagnée de l'atrophie des poumons et du cœur (1). »

« D'après Bühl, se basant sur un cas isolé où il a trouvé plusieurs organes atrophiés en même temps (foie, cœur, cerveau), il se produirait, dans certaines circonstances, une atrophie générale et rapide de tout l'organisme (2). »

8° *Rétraction cicatricielle.* — A la suite d'une perte de substance des tuniques stomacales, il peut se produire un rapetissement de l'organe, que cette perte soit due à l'action d'agents caustiques ou seulement à l'ulcère rond. Dans ce cas, il y a production d'un tissu cicatriciel analogue à celui que nous verrons tout à l'heure jouer un si grand rôle dans la gastrite chronique, qui entraîne l'une vers l'autre les extrémités de la solution de continuité et détermine ainsi un retrait de l'organe. Nous avons vu plusieurs fois, au laboratoire de M. le professeur Feltz, des rapetissements de l'estomac survenus à la suite de guérison d'ulcères ronds. Il y a dans les collections de notre maître plusieurs types de ce genre.

9° *Inflammation chronique.* — La doctrine de Broussais, qui faisait une si large part à l'inflammation, a été suivie d'une réaction. A l'exagération on opposa une erreur ;

(1) Förster. Lehrbuch der patholog. Anatomie.

(2) Gazette hebdomadaire, pris dans le Zeitschr. f. rat. méd. Nouvelle série, t. VIII.

on nia l'existence de la gastrite. Cette dernière opinion dura peu, et aujourd'hui personne ne refuse à l'estomac la propriété de s'enflammer, soit d'une façon aiguë, soit d'une façon chronique.

Le rôle de la gastrite chronique dans la pathogénie de l'atrophie généralisée de l'estomac est bien certainement prédominant. Aussi croyons-nous devoir surtout étudier les altérations qui caractérisent la gastrite chronique, pour pouvoir ensuite en déduire le *modus faciendi* du rapetissement de l'organe.

Pour atteindre notre but, nous sommes forcé de jeter un coup d'œil sur la disposition normale des éléments anatomiques qui entrent dans la constitution des différentes couches de l'organe de la digestion.

§ 2.

LESIONS DE LA GASTRITE CHRONIQUE.

A. — Estomac normal.

Nous nous sommes guidé dans cette étude de l'estomac sur les indications de MM. Sappey, Cruveilhier, Frey, etc.

L'estomac est formé par quatre membranes superposées qui sont, de dehors en dedans : la séreuse, la musculaire, la celluleuse et la muqueuse.

Séreuse. — Du sillon transverse du foie partent deux feuillets du péritoine qui descendent vers la petite courbure de l'estomac, se séparent au-dessus d'elle pour passer l'un en avant, l'autre en arrière, et se rejoignent au-dessous de la grande courbure pour former le feuillet antérieur du grand épiploon. Il existe donc au niveau de chaque courbure, par le fait de la séparation d'abord, de la jonction ensuite de ces deux feuillets séreux, un espace triangulaire où se logent les vaisseaux destinés à l'organe.

Comme toutes les séreuses, celle qui entoure l'estomac

est formée de faisceaux de tissu conjonctif entrecroisés. Ces faisceaux sont d'autant plus serrés qu'ils se rapprochent davantage de la surface libre de la tunique, tapissée à cet endroit par un endothélium pavimenteux.

Musculaire. — Elle est située entre la séreuse et la tunique celluleuse. Les fibres lisses qui la forment sont disposées sur trois plans : longitudinal, circulaire, parabolique.

1° Le plan longitudinal est la continuation du plan longitudinal de l'œsophage. Ses fibres vont en rayonnant sur les deux faces de l'estomac, la grande courbure, la grosse tubérosité, la petite courbure, sur laquelle elles forment un ruban appelé cravate suisse. Au niveau du rétrécissement pylorique, le plan formé par l'épanouissement devient plus épais et plus resserré. Une partie d'entre elles semblent s'implanter sur l'anneau pylorique ; le reste se continue avec les fibres longitudinales du duodénum.

2° Le plan circulaire forme des anneaux qui coupent perpendiculairement ou sous un angle très aigu l'axe de l'estomac. Rares au niveau de la grosse tubérosité, ces fibres sont au contraire très épaisses au niveau de la portion rétrécie du pylore, où elles forment par leur épaisseur le sphincter pylorique,

3° Le plan parabolique est limité à la grosse tubérosité. Il part de la partie latérale gauche du cardia, embrasse la grosse tubérosité, et revient à son point de départ.

Celluleuse. — Cette tunique adhère fortement à la muqueuse, très peu au contraire à la musculaire. Elle est formée de tissu conjonctif peu serré, dont les filaments entrecroisés peuvent être séparés par insufflation ou par infiltration. On y trouve aussi quelques fibres élastiques. C'est dans son épaisseur que se ramifient les vaisseaux et les nerfs avant de se terminer dans la muqueuse.

Muqueuse. — C'est la plus interne des tuniques de l'estomac. Elle adhère intimement à la tunique celluleuse par un tissu cellulaire assez dense, à tel point que beaucoup d'auteurs ne voient dans cette dernière qu'une dépendance de la muqueuse et ne reconnaissent alors que trois tuniques à l'estomac.

La surface libre présente des plis ondulés parallèles au grand axe de l'organe et prononcés surtout du côté du pylore. D'autres plis flexueux viennent aboutir plus ou moins obliquement sur les premiers et déterminent alors une sorte de quadrillage. Chacune des petites surfaces ainsi limitées est parcourue à son tour par de petits sillons qui y déterminent des espaces de formes diverses, dans lesquels aboutissent les orifices nombreux (100 à 800 par espace) des conduits excréteurs des glandes. On n'y voit ni papilles (organes de sensibilité), ni villosités (organes d'absorption).

A l'état normal, la muqueuse est blanc grisâtre dans l'intervalle des repas, rose et même rouge pendant la digestion. La coloration noirâtre, lie de vin, gris ardoisé, qu'on lui a parfois trouvée, n'était que le résultat d'altérations pathologiques plus ou moins anciennes, ou simplement des modifications cadavériques.

L'épaisseur n'est pas la même partout, non plus que la résistance. C'est au niveau du pylore que cette tunique est la plus épaisse et la plus résistante (un millimètre et demi) et au niveau de la grande courbure qu'elle est la plus faible (un demi-millimètre).

La muqueuse est formée de trois couches : épithéliale, glandulo-vasculaire et musculeuse, — de vaisseaux artériels veineux et lymphatiques et de nerfs.

1° *La couche épithéliale* est formée de cellules cylindriques ou coniques, avec un noyau très apparent et des granulations. Elles se prolongent dans le conduit excréteur des glandes en y conservant les mêmes caractères qu'à la surface libre.

2° *La couche glandulo-vasculaire* entre pour les 4/5 dans l'épaisseur de la muqueuse. Elle renferme des gla nds des vaisseaux et des nerfs et en outre une substance lâche, formée de tissu conjonctif mou, à noyaux. Ce tissu conjonctif mou devient plus compacte autour des culs-de-sac des glandes, de façon à leur former une membrane propre, sur laquelle on peut voir quelques cellules étoilées, aplaties. On y a décrit aussi dans ces derniers temps, et avec raison, des follicules lymphatiques.

Les glandes sont de deux ordres · à pepsine, les plus nombreuses, — à mucus, qui existent seulement au voisinage du pylore. Toutes sont des glandes en tube composées.

Le conduit excréteur de ces glandes est en général court, et tapissé comme nous l'avons déja dit, par les mêmes cellules épithéliales que celles de la surface libre de la muqueuse.

Elles ont deux enveloppes : la plus externe, amorphe — l'interne, formée de groses cellules remplissant la lumière du canal pour les glandes à pepsine, de pepetites cellules prismatiques pour les glandes à mucus.

Ce qui distingue au premier coup d'œil ces deux sortes de glandes, c'est le nombre des divisions moins considérables pour les glandes à mucus, la rectitude de leur moitié supérieure, la situation de leurs culs-de-sac rejetés à l'extrémité terminale de la glande, leur plus grande résistance.

Les artères proviennent toutes du tronc cœliaque (coronaire stomachique, — pylorique, rameau de l'hépatique, — gastro-épiploïque droite, branche de l'hépatique, — gastro-épiploïque gauche, branche de la splénique, — vaisseaux courts venant de la splénique). Elles entourent l'estomac comme un cadre et envoient deux séries de branches, les unes antérieures, les autres postérieures. Ces branches secondaires cheminent d'abord entre la séreuse et la musculaire, puis arrivent dans la couche la plus extérieure de la muqueuse ou elles se décomposent en un réseau capillaire à disposition élégante dont les mailles entourent les glandes jusqu'à leur extrémité libre, sous l'épithélium. Les dernières ramifications vont former les premiers ramuscules veineux.

Les veines suivent le même trajet que les artères.

Les lymphatiques proviennent de deux sources, les uns de la muqueuse, les autres de la tunique musculaire.

Les nerfs viennent des pneumogastriques et du grand sympathique. Ils forment deux plexus : celui d'Auerbach dont les branches se rendent dans la tunique musculaire, — et celui de Messner qui est destiné à la muqueuse. — La terminaison des filets nerveux dans cette dernière n'est pas encore connue.

3° *La couche musculeuse* est formée de fibres lisses disposées en faisceaux aplatis et entrecroisés, et de tissu conjonctif. C'est une sorte de coussin sur lequel reposent les culs-de-sac glandulaires.

B. Sclérose de l'estomac.

Etant données les dispositions anatomiques normales sur lesquelles nous venons d'insister, nous allons étudier les modifications diverses que l'inflammation, surtout l'inflammation chronique peut faire subir aux tuniques stomacales.

Le premier phénomène qui se produit à la suite d'une irritation de la muqueuse stomacale, que cette irritation vienne du dehors ou agisse par l'intermédiaire du liquide nourricier, c'est un afflux plus considérable du sang, une distension des capillaires de la région, souvent suivie de transsudation du sérum et de l'épaississement œdémateux de la muqueuse et des tissus sous-jacents.

La distension est quelquefois telle, qu'elle détermine, dans les capillaires les plus fins et les moins résistants, de petites hémorrhagies, que l'on retrouve parfois à l'autopsie sous forme de plaques ou de pointillés noirâtres.

Ce premier degré de l'inflammation n'entraîne d'ordinaire que des modifications fonctionnelles de courte durée, consistant en modifications de la sécrétion glandulaire. Si la cause de l'inflammation persiste, le retour à l'état normal devient plus difficile, et c'est à ce moment que se produisent souvent des altérations assez persistantes des éléments anatomiques.

C'est ainsi que par les modifications des sucs nutritifs, on voit se produire les catarrhes, les ulcérations superficielles, les infiltrations purulentes, etc., toutes lésions portant sur la constitution même des éléments anatomiques dont les propriétés vitales ont été modifiées par les nouvelles conditions de circulation et de constitution des plasmas de nutrition. Mais, nous n'insistons pas davantage sur des lésions qui sont l'apanage des gastrites plus ou moins aiguës.

Dans la gastrite chronique, qui est souvent la conséquence des lésions de superficie que nous venons d'indiquer, surviennent des altérations de profondeur, c'est-à-dire que le tissu formant la charpente de la muqueuse, dans lequel sont enclavées les glandes, où sont les capillaires les plus fins et où nous avons signalé aussi l'existence de radicules lymphatiques, ce tissu, disons-nous, prend part à l'évolution morbide. On le voit en effet s'infiltrer de noyaux embryonnaires, d'où une épaisseur beaucoup plus considérable qu'à l'état normal et parfois même être le siège d'une infiltration plus ou moins purulente. Le plus souvent cependant les conditions de vitalité sont suffisantes pour que la nature puisse éviter la destruction de la muqueuse par la suppuration, la dégénérescence colloïde ou tout autre processus ulcératif. Toutefois, si dans l'immense majorité des cas la nature atteint son but principal, qui est la conservation de la muqueuse et de toutes ses fonctions, elle le dépasse quelquefois en ne résorbant pas assez vite le tissu embryonnaire que nous avons vu naître dans la gangue périglandulaire et périvasculaire. Dans ces nouvelles conditions, le tissu de nouvelle formation s'organise alors plus ou moins dans le sens conjonctif, et donne par suite à la muqueuse des caractères anatomiques qu'elle n'avait pas : elle devient plus ferme, plus dense, et revêt en un mot des propriétés de résistance à la destruction, qui lui font défaut à l'état normal. On comprend dès lors que si l'organisation conjonctive devient définitive, la substitution des propriétés du nouveau tissu à celles du tissu préexistant, doit entraver considérablement la circulation sanguine et lymphatique ainsi que les sécrétions. Les organes dont ces fonctions dépendent se trouvent en effet de plus en plus resserrés et comprimés dans les mailles du tissu de nouvelle formation.

A cette période de la maladie, on doit donc observer la diminution progressive des fonctions stomacales. Cependant, l'estomac ne sera modifié dans sa forme que plus tard, quand le tissu nouveau aura acquis toutes les propriétés du tissu cicatriciel, tissu éminemment rétractile et qui tend sans cesse à occuper un espace de plus en plus petit.

Lorsque les premiers effets de la rétractilité se font sentir l'anatomie pathologique constate un épaississement des parois stomacales et un plissement tout à fait anormal et particulier des couches superficielles de la muqueuse.

Ces dispositions particulières de la muqueuse et des autres tuniques de l'estomac ne relèvent pas d'un processus hypertrophique proprement dit; il n'y a pas augmentation de masse des éléments anatomiques, mais bien un tassement de ces éléments sur des surfaces de plus en plus rétrécies.

Cette phase d'hypertrophie apparente est transitoire, parce que la lésion causale primordiale détermine une diminution graduelle et incessante des fonctions de la muqueuse. Celles-ci, en effet, dépendant des liquides sécrétés, doivent diminuer et cesser parallèlement à la disparition graduelle des éléments anatomiques dont elles relèvent. Les mouvements de l'estomac n'ayant plus leur raison d'être puisque les sécrétions sont définitivement taries, cessent eux-mêmes, et l'atrophie des fibres musculaires devient chose forcée. L'apparente hypertrophie signalée plus haut disparaît donc. Il n'y a pas jusqu'à la séreuse qui ne se ressente de l'affaiblissement fonctionnel et qui ne s'amincisse à son tour.

C'est ainsi que nous comprenons l'atrophie totale et progressive de l'estomac.

Hâtons-nous d'ajouter que, dans certaines circonstances, avec une gastrite dont les allures sont celles que nous venons de spécifier, il peut arriver que longtemgs avant le rapetissement de l'organe, on ait déjà des signes d'altérations des glandes de l'estomac. Les glandes subissent en effet le premier choc, c'est autour d'elles, dans la gangue fondamentale qui les entoure, que commence la néoplasie ; rien n'est donc plus facile que leur compression totale ou partielle, entraînant dans le premier cas l'effacement graduel de la lumière des canalicules avec des modifications parallèles de leur épithélium, et dans le second cas, la production, non pas seulement apparente, mais réelle, de kystes de différentes formes.

Le contenu de ces kystes miliaires, enfoncés plus ou moins dans la gangue inflammatoire ou soulevés par celle-ci, de façon à devenir superficiels, peut être constitué par des liquides très variables, mais présentant toujours des traces manifestes de différentes dégénérescences, depuis la dégénérescence graisseuse simple jusqu'à la dégénérescence colloïde et d'apparence purulente.

Ces estomacs atrophiés spécialement dans leur système glandulaire, sans rapetissement général apparent et même avec un épaississement de leurs tuniques, se rencontrent dans les cas où la gastrite décrite par nous n'a pu continuer son œuvre jusqu'au bout, c'est-à-dire quand les patients sont morts avant le terme ultime de la sclérose stomacale.

Il ressort aussi de ce que nous avons dit précédemment sur le processus cirrhotique de l'estomac, que l'on doit trouver parfois des estomacs normaux quant à leur volume, mais avec des parois épaissies, et un système glandulaire à peu près intact. Il suffit en effet, pour que ce fait se réalise, que la lésion commence dans la couche conjonctive profonde de la muqueuse, dans celle que nous avons vu servir, non de gangue, mais de coussin, aux glandes et aux vaisseaux.

D'après les prémisses que nous venons de poser, nous devions classer nos observations suivant les catégories d'atrophie que nous avons indiquées. Les 8 observations recueillies par nous sont donc groupées en deux classes:

Les quatre premières relèvent de la cirrhose stomacale arrivée à ses dernières limites.

Les quatre dernières comportent des cas où l'atrophie est partielle et accompagnée d'un certain degré d'épaississement des parois de l'estomac avec dégénérescences kystiques plus ou moins prononcées du système glandulaire.

§ 3.

OBSERVATIONS

A. Observations du premier groupe.

Observation I (1)

Estomac réduit au volume du côlon (2), parois un peu épaissies, — deux taches noirâtres recouvertes d'un semis de petits points ardoisés.

Glandes étouffées dans certains territoires par du tissu fibreux néoplasique, — séparées entre elles dans d'autres territoires par des sortes de coins de ce même tissu, — ou réunies à 5 ou 6 et entourées d'un anneau conjonctif complet; — quelques-unes complètement déviées dans la profondeur de la muqueuse.

Epithélium normal dans certaines glandes, — granulo-graisseux dans un grand nombre

Paroi propre des glandes confondue avec le tissu néoplasique, — développement considérable du tissu conjonctif à toutes ses phases.

Tunique musculaire un peu hypertrophiée en apparence.

Marie H..., entre le 25 septembre 1880 dans le service de M. le professeur Parisot, à l'hôpital Saint-Charles.

(1) L'observation a été prise et recueillie par le Dr Schmidt, chef de clinique à l'hôpital Saint-Charles. Elle a déjà été présentée à la Société médicale de Nancy et relatée dans la Revue médicale de l'Est du 15 avril 1881.

(2) Voir le dessin de cet estomac à la fin de notre travail.

Agée de 46 ans, d'une taille un peu au-dessous de la moyenne (1m. 55), elle avait été successivement domestique, cuisinière, femme de ménage, couturière; s'était pendant de longues années adonnée à la boisson et avait mené une vie absolument irrégulière sous tous les rapports. Toutefois sa santé s'était conservée parfaite jusqu'à la fin de 1872, époque à laquelle ses règles cessèrent de paraître. C'est à cette disparition de l'écoulement menstruel que notre malade attribuait une série de troubles gastriques qui survinrent depuis ce moment. C'était une diminution de l'appétit, du pyrosis, des douleurs épigastriques sourdes, surtout pendant la digestion, des pituites, des vomissements glaireux, bilieux, puis alimentaires. Ceux-ci ne se produisaient d'abord qu'à intervalles assez éloignés, mais ils étaient devenus constants et survenaient régulièrement après chaque repas. Une fois même, et tout à fait au début des accidents, elle eut une hématémèse de sang rouge assez abondant (disait-elle), mais qui ne s'est pas reproduite depuis.

Ces différents troubles n'avaient fait que s'accroître jusqu'à l'entrée de la malade à l'hôpital, tantôt amendés pour un temps sous l'influence d'un régime un peu plus sévère, tantôt exaspérés de nouveau par une alimentation défectueuse et des écarts de toutes sortes. Longtemps l'état général était resté satisfaisant, mais depuis quelques mois il subissait une détérioration progressive, et petit à petit la malade était arrivée à un amaigrissement tel qu'elle pouvait à peine se soutenir.

Son teint était pâle, décoloré, cachectique, rappelant parfaitement le teint jaune-paille des cancéreux.

L'appétit était devenu très capricieux, tantôt nul, tantôt exagéré; mais dans ce dernier cas, à peine la malade avait-elle pris quelques cuillerées de bouillon et de lait, ou une bouchée de viande, qu'elle se sentait rassasiée, et éprouvait de la lourdeur, de la pesanteur épigastrique et des douleurs sourdes avec des envies de vomir. Le vomissement survenait régulièrement de quelques minutes à une heure après l'ingestion des aliments, et rejetait ceux-ci presque inaltérés. Jamais pendant les quatre mois qu'elle passa à l'hôpital on n'a pu constater de sang, altéré ou non, ni dans les matières vomies, ni dans les selles. Les selles étaient devenues absolument irrégulières; une diarrhée intense alternant avec une constipation que rien ne pouvait vaincre. Et cependant, malgré une exploration minutieuse de la région épigastrique, jamais nous n'avons pu constater la présence d'aucune tumeur dans la portion de l'estomac accessible à la palpation.

Toutefois, en raison de l'excessive maigreur de la malade, de la cachexie extrême dans laquelle elle était tombée, et aussi de l'inefficacité absolue de tout traitement, et malgré l'absence de tumeurs et de vomissements caractéristiques, on posa le diagnostic, cancer de l'estomac.

Du côté des autres appapeils du reste, rien de spécial à noter, si ce n'est au cœur, où l'on percevait au premier temps et à la base, un souffle doux, prolongé, se propageant dans les vaisseaux du cou, tantôt parfaitement net, tantôt à peine perceptible, ne s'accompagnant d'aucun signe d'hypertrophie cardiaque, en un mot, un souffle anémique.

Plus tard, dans le courant de novembre, survint un œdème d'abord localisé à la région lombaire, puis envahissant les extrémités, la face, variant et se déplaçant suivant le décubitus de la malade, et que la cachexie expliquait également.

Notons ici un détail assez curieux et qui ne manque pas d'un certain intérêt. Dans le courant de décembre notre attention avait été portée sur les cas de dilatation stomacale. Comme il arrive souvent en pareille occasion nous en cherchions et nous étions disposés à en trouver un peu partout. Depuis quelques temps notre malade se plaignait de gonflement d'estomac, et effectivement la région épigastrique et la partie supérieure de l'abdomen étaient bombées, soulevées, et la percussion y donnait un son tympanique, distinct de la sonorité du reste de l'abdomen. A la palpation on sentait une rénitence très prononcée et on percevait par moment un bruit de clapotement bien manifeste. Ces résultats obtenus pendant plusieurs jours et par plusieurs observateurs firent admettre la possibilité d'une dilatation stomacale liée probablement, disons-nous, à un rétrécissement cancéreux de l'extrémité pylorique. On avait négligé à dessein le mode d'exploration qui seul eût pu nous donner une idée exacte, et de l'existence, et du degré de la dilatation, je veux parler de l'examen à la sonde. Mais on craignait, vu l'état de marasme de la malade, que les efforts de vomissement déterminés par l'introduction de la sonde n'amenassent une exagération des malaises ou même des accidents plus sérieux qui auraient pu amener la mort. Quoi qu'il en soit, vers le 8 janvier, les vomissements qui n'avaient pas discontinué jusque-là cessèrent complètement; l'œdème augmenta, se généralisa, envahit les séreuses; la malade tomba dans le subdelirium et succomba le 13 janvier.

Autopsie. — A l'autopsie on constate tout d'abord que le cadavre présente une émaciation extrême, que le pannicule adipeux a presque complètement disparu, et que la musculature a partout considérablement diminué.

A l'ouverture de l'abdomen on trouve dans la cavité péritonéale une certaine quantité de sérosité citrine, claire, limpide, sans traces d'inflammation, sans adhérences des anses intestinales entre elles ou avec les différents viscères. Le côlon transverse, fortement distendu par des gaz, dépasse par son bord inférieur la ligne ombilicale, tandis que le bout inférieur du gros intestin et l'ampoule rectale sont remplis de scybales dures, peu colorées. C'est cette distension du côlon transverse qui, à un examen superficiel, avait fait songer à une dilatation stomacale. De celle-ci, non seulement il n'en est pas question, mais ce n'est même qu'après une recherche minutieuse que l'on trouve, entre l'œsophage et l'intestin grêle, une portion rétrécie du tube digestif, rappelant assez bien par son aspect extérieur une anse de côlon, et qui constituait l'estomac. Celui-ci est très petit; ses parois sont un peu épaissies, mais les orifices sont complètement libres; on n'y trouve aucune trace de tumeur; et, bien que sur la muqueuse on aperçoive à la face postérieure et à la grande courbure deux taches noirâtres assez mal limitées, recouvertes d'un semis de petits points ardoisés, nulle part on ne trouve de cicatrice radiée comme celles que laissent les ulcères ronds guéris.

Insufflé, l'estomac a une contenance de 105 centimètres cubes; il mesure du cardia au pylore 7 centimètres au lieu de 12, et la grande courbure n'a que 16 centimètres 5, au lieu de 25, dimension normale.

Le pancréas, également petit, ne pèse que 30 grammes au lieu de 70, sans présenter toutefois d'altération microscopique sensible.

Le foie, atrophié, est globuleux, ovoïde; son poids est de 640 grammes, la moyenne normale étant 1400, et ses dimensions sont : longueur, 13 centimètres, largeur, 10 cent. 5, hauteur, 9 centimètres. Il ne semble pas non plus altéré dans sa structure. La capsule de Glisson n'est pas épaissie et la vésicule biliaire est remplie de bile peu colorée.

La rate dont le poids est un cinquième du poids normal (37 grammes au lieu de 195), n'a que 5 centimètres de longueur, 4 centimètres de large, et 2 centimètres d'épaisseur, c'est-à-dire que toutes ses dimensions sont presque réduites de moitié.

Le rein droit, également atrophié, a une consistance assez dure; la capsule s'en détache avec une certaine difficulté, entraînant quelques parcelles de la substance corticale; il pèse 80 grammes, et mesure 9 centimètres de longueur, 5 centimètres de large, et 3 centimètres d'épaisseur. Mais l'atrophie est encore plus prononcée sur le rein gauche dont le poids est réduit à 30 grammes, au lieu de 167, moyenne normale; il a une longueur de 6 centimètres, une largeur de 2 centimètres et 1 centimètre d'épaisseur.

Dans la cavité thoracique, mêmes altérations. Le péricarde contient quelques cuillerées de sérosité citrine.

Le cœur ressemble tout au plus, comme dimensions, à celui d'un enfant de 10 ans. Il ne présente aucune altération d'orifices; le tissu en est ferme, de coloration ou d'apparence normales. Il mesure de l'origine de l'aorte à la pointe 6 centimètres au lieu de 9, du bord gauche au bord droit 6 cent. 5 au lieu de 10 cent. 7; la circonférence de la base n'est que de 16 centimètres au lieu de 23; son poids total est de 108 grammes au lieu de 200, poids moyen du cœur chez la femme adulte.

Les plèvres renferment aussi un épanchement séreux, assez abondant, surtout à gauche.

Les poumons sont très petits, mais à part une congestion assez marquée des deux bases, on n'y trouve aucune altération, aucun tubercule; ils pèsent 400 grammes au lieu de 950.

Il n'y a pas jusqu'au cerveau qui ne soit diminué de volume : avec ses membranes épaissies par places sous forme de plaques laiteuses, et malgré un œdème sous-arachnoïdien et ventriculaire notable, il ne pèse que

1020 grammes au lieu de 1250, poids moyen du cerveau dépouillé de ses enveloppes.

L'utérus est mince, allongé ; les ovaires sont kystiques, retenus dans le petit bassin par d'anciennes brides fibreuses et renferment une bouillie athéromateuse jaunâtre, épaisse, formée de graisse, de cholestérine, de pus, de corpuscules de Glüge.

Examen microscopique de l'estomac et des reins (1). — Ce qui frappe de prime abord en examinant les préparations, c'est, d'une part, l'irrégularité de disposition des glandes, d'autre part l'augmentation de tissu fibreux qui les entoure. Avec un peu d'attention on reconnaît bien vite que ces deux lésions sont en corrélation intime. En effet, tantôt les tubes glandulaires manquent complètement et alors l'épaisseur totale de la muqueuse, moindre que dans les parties voisines, est composée exclusivement de tissu fibreux ; tantôt ils sont écartés les uns des autres, à leur extrémité libre ou au niveau de leur cul-de-sac, par un véritable coin de ce même tissu ; quelquefois, groupés à quatre ou cinq, ils sont entourés de toutes parts par un anneau conjonctif plus ou moins épais, analogue à ceux que l'on observe autour des acini du foie dans certaines formes de cirrhoses hépatiques ; d'autres fois enfin on les trouve couchés dans la pro-

(1) Cet examen a été fait au moyen de coupes pratiquées sur la partie moyenne de la face postérieure de l'estomac, et colorées par le picro-carminate d'ammoniaque.

fondeur de la muqueuse, parallèlement aux tuniques sous-jacentes. Toutes ces glandes sont généralement tortueuses.

Quant à l'épithélium (et nous ne considérons que l'épithélium glandulaire, car l'autre, s'il existait pendant la vie a disparu comme d'habitude en pareille circonstance), dans un certain nombre de tubes, il reproduit assez exactement l'aspect des glandes d'un estomac normal, examinées vingt-quatre heures après la mort, avec cette différence cependant que les cellules sont plus serrées les unes contre les autres; dans d'autres tubes il n'existe plus qu'une seule rangée de cellules, qui semblent étouffées par le développement conjonctif. Beaucoup ont un épithélium granulo-graisseux; nulle part on ne constate de dilatations kystiques.

La paroi propre des glandes n'existe plus, ou mieux, elle se confond intimement avec le tissu conjonctif ambiant. Celui-ci se présente sous l'aspect d'un feutrage très serré de fibrilles entre lesquelles sont intercalés des noyaux que le carmin colore facilement. Ces noyaux, dont le nombre est extrêmement variable d'un point à l'autre de la préparation, sont, règle générale, en proportion plus considérable dans les couches profondes.

On remarque çà et là, dans ce tissu fibreux, surtout près de la surface, des granulations ou des cristaux d'hématoïdine.

Là se bornent les caractères histologiques de l'estomac, car les autres tuniques ont leurs caractères habituels; la celluleuse, lâche comme à l'ordinaire, permet

à la muqueuse de glisser facilement sur la musculeuse. Cette dernière paraît seulement un peu hypertrophiée.

Les reins présentent les lésions d'une néphrite interstitielle très discrète, c'est-à-dire l'atrophie et la transformation fibreuse de quelques glomérules superficiels, l'épaississement du tissu conjonctif de la zone périphérique, et, de distance en distance, de petits amas de noyaux embryonnaires. L'épithélium des tubes contournés est en outre légèrement granulo-graisseux. La substances médullaire est saine.

Observation II (1).

Estomac très petit, — séreuse intacte, — tunique musculaire épaissie, — couche musculo-conjonctive de la muqueuse épaissie également.

Muqueuse plissée longitudinalement, — consistance légèrement accrue, — plaques d'un gris ardoisé et taches violacées.

Glandes très rapprochées, — leur extrémité inférieure est déjetée latéralement, — épithélium granulo-graisseux.

L'estomac que nous allons décrire provient du nommé Arbre, dont nous avons déjà parlé à propos de l'hyperhémie des muqueuses.

L'estomac était de fort petite dimension, sa face interne couverte d'un mucus rougeâtre dans lequel il n'y avait que des granules amorphes et des cellules d'épithélium. La muqueuse offrait partout un plissement

(1) Lebert. Anatomie pathologique, t. 2, obs. CCCXXV.

longitudinal, et c'est entre ses plis que le mucus était accumulé en plus grande quantité.

En examinant d'abord les tuniques externes, nous trouvons la membrane péritonéale normale, la tunique musculaire considérablement épaissie, ayant généralement de 1 à 2 millimètres d'épaisseur, et atteignant le maximum près du pylore. Le tissu musculaire sous-muqueux était sensiblement épaissi, d'une teinte rosée, et plus vasculaire qu'à l'état normal. C'est dans la muqueuse que nous trouvons les principales altérations : elle est généralement épaissie, ayant trois quarts à 1 millim. près des orifices et jusqu'à 1 millim. et demi dans la partie moyenne. Nulle part il n'y avait d'érosions ni d'ulcérations ; la consistance était plutôt augmentée que diminuée, et l'on pouvait en détacher des lambeaux de 12 à 15 millim. de long. Sa couleur était variable, d'un jaune rosé près des orifices. Dans le milieu de l'estomac et dans le grand cul-de-sac, elle était par places d'un gris ardoisé un peu foncé ; dans d'autres elle était rougeâtre et parsemée d'une multitude de taches violacées arrondies. Partout elle offrait un aspect mamelonné.

A un grossissement faible, on distingue deux formes de vascularité : l'une, par arborisations de plus en plus fines se terminant par des réseaux capillaires très fins anastomosés entre eux, forme qui correspond à des portions étendues de teinte rosée ; l'autre, sous forme de petites ecchymoses, n'est que le résultat d'injections partielles, à réseaux vasculaires denses, entourant les orifices des glandules. Celles-ci paraissent saines, mais elles sont si rapprochées, si denses, qu'elles semblent comme accolées. Leur longueur est de un quart de millimètre, leur largeur de un quinzième et un dixième de millimètre ; leur extrémité supérieure est ovoïde et béante, leux extrémité inférieure un peu élargie et déjetée latéralement. Dans leur intérieur, on reconnaît un épithélium nucléaire en partie infiltré de granules graisseux.

Observation III (1).

Estomac réduit de volume, — parois épaissies, — couche musculo-conjonctive de la muqueuse épaissie — disparition de presque toutes les glandes — envahissement général de la muqueuse par la néoplasie conjonctive.

Un cordonnier de 23 ans se plaignait depuis neuf ans de troubles gastriques, principalement de vomissements ou d'envies de vomir, manque d'appétit, sentiment de plénitude à l'estomac, renvois. A son entrée à la clinique en mai 1878, le malade présente les symptômes de l'anémie pernicieuse progressive : pâleur remarquable, grande fatigue, souffle systolique, éblouissements, hémorrhagies rétiniennes, poïkilocystosis ; plus tard, fièvre irrégulière, hémiplégie droite passagère. Malgré une transfusion, le malade meurt.

(1) Nothnagel. Centralblatt f. med. Wiss., 1880. Extrait de Deutch Arch. f. klin. med.

Autopsie. — Pâleur générale des organes, hémorrhagies dans beaucoup d'organes internes. La longueur de l'estomac n'était que de 12 centimètres et la largeur maximum de 6 centimètres. Les parois stomacales étaient très épaisses surtout du côté du pylore, et criaient, grinçaient sous le scalpel. Dans le voisinage du cardia, l'examen microscopique révéla la suppression des glandes à suc gastrique et leur remplacement par du tissu conjonctif fibrillaire et faiblement vasculaire.

La couche musculeuse sous-muqueuse et le tissu conjonctif sous-muqueux étaient fort épaissis. Au voisinage du pylore, on pouvait à la vérité découvrir quelques glandes, mais celles-ci disparaissaient peu à peu en allant du pylore au cardia, par suite de l'envahissement progressif du tissu conjonctif.

OBSERVATION IV (1).

Estomac diminué de volume, — parois stomacales très épaissies en certains points, — destruction presque totale de la muqueuse, — hypertrophie fibreuse considérable.

Trousseau, dans ses leçons de clinique médicale de l'Hôtel-Dieu, cite un cas de gastrite chronique dans lequel l'estomac était diminué de volume. M. Ch. Robin étudia l'organe et déclara avoir eu déjà l'occasion d'exa-

(1) Trousseau. Clinique médicale de l'Hôtel-Dieu.

miner des estomacs dans ces conditions, c'est-à-dire n'offrant comme celui-ci qu'une hypertrophie fibreuse avec destruction presque totale de la membrane muqueuse, mais sans traces de productions hétéromorphes.

Au commencement de l'année 1856, un homme entrait dans nos salles ; il était âgé de 55 ans et nous disait que, depuis quelque temps, il vomissait tous ses aliments. Il avait, affirmait-il, maigri de plus de quarante livres dans l'espace de trois mois ; il se plaignait, en outre, d'une constipation opiniâtre. Ces troubles de la digestion et de la nutrition n'avaient jamais, d'ailleurs, été accompagnés d'un mouvement de fièvre. Dès notre première visite, nous fûmes frappé d'un fait qui, tout de suite, nous parut en désaccord avec l'idée d'une affection carcinomateuse de l'estomac, la première, je dois le dire, qui nous fût venue à l'esprit ; son teint, en effet, avait conservé une fraîcheur remarquable.

Cependant, les vomissements étaient incessants. En dehors même des repas, indépendamment des matières alimentaires, cet homme vomissait une grande quantité de liquides glaireux, analogues à celui que rendent avec les urines les individus affectés de catarrhe de la vessie. De plus, ces liquides glaireux étaient quelquefois mélangés à des matières noirâtres ressemblant à de la suie délayée, qui caractérisent les vomissements du cancer.

L'examen quotidien et attentif de la région épigastrique ne laissait découvrir aucune tumeur circonscrite. Toutefois, quand la main sur le creux de l'estomac je faisais faire de grandes inspirations, je sentais une espèce de frottement qui me semblait produit par les parois d'un estomac induré.

Nonobstant l'absence de tumeur, je diagnostiquai carcinome de l'estomac, me basant pour cela sur l'induration évidente, les vomissements incessants, la matière noirâtre, mélanique, dans les liquides rejetés après les repas et dans l'intervalle des repas, l'amaigrissement, et malgré l'absence de teint jaune-paille.

Le mal fit de rapides progrès, l'émaciation devint d'autant plus considérable, que le malheureux patient ne pouvait plus être alimenté et la mort ne tarda pas à arriver.

A l'ouverture du cadavre, notre attention se porta immédiatement sur l'estomac. Diminué de volume, il présentait à l'intérieur un aspect tout à fait semblable à celui d'une vessie longtemps affectée de catarrhe chronique. Nous ne rencontrâmes aucune trace de tumeur, mais la membrane musculeuse singulièrement hypertrophiée se confondait avec la couche celluleuse, à laquelle elle adhérait intimement à l'aide d'un tissu fibroplastique. La muqueuse paraissait détruite. En quelques points, la paroi de l'organe mesurait jusqu'à 2 cent. 5 d'épaisseur.

M. le professeur Ch. Robin voulut bien étudier cet estomac et rechercher s'il existait quelques éléments de tissu cancéreux. Il me dit avoir eu déjà plusieurs fois l'occasion de voir des estomacs dans ces conditions, n'offrant comme celui-ci qu'une hypertrophie fibreuse, avec destruction presque totale de la membrane muqueuse, mais sans traces de productions hétéromorphes.

B. Observations du second groupe.

Observation I (1).

Tissu fibreux développé surtout dans les parties profondes de la muqueuse ; — quelques restes de tubes englobés dans du tissu fibreux et formant des kystes à contenu plus ou moins dégénéré.

T. P..., homme de 62 ans, très anémique, a généralement vécu tranquille, travaillait beaucoup et était souvent exposé au mauvais temps. Pas d'affection antérieure.

Il y a six mois, il eut un accident sans lésions physiques appréciables et, quinze jours après, l'hydropisie apparut aux jambes. C'est alors qu'il entra à l'hôpital.

Toux, expectoration muqueuse liquide, pouls régulier de force modérée. Bruit systolique à la pointe du cœur (léger murmure au deuxième temps et à la base). Ce bruit s'entendait aussi de chaque côté du cou, mais mieux du côté gauche. Anorexie : parfois de la diarrhée ou de la tendance à l'avoir.

(1) Fenwick. The Lancet, 1877.

Il resta quelques semaines à l'hôpital Sainte-Marie. Sa santé s'améliorait quelque peu, sauf l'anémie qui persistait encore, lorsqu'il voulut sortir. Il revint le 20 septembre beaucoup plus faible. A partir de ce moment, il déclina graduellement et mourut le 7 octobre.

Autopsie. — C'était un cas d'anémie extrême. Cœur gros, enveloppes hypertrophiées, tissu de couleur normale.

Estomac : muqueuse généralement pâle et teintée en jaune par la bile, avec quelques arborisations çà et là. Deux portions en furent examinées au microscope et trouvées fortement altérées. Sur des sections verticales, pas de traces de tubes. La membrane sous-jacente existait dans certains endroits, dans d'autres elle avait disparu. Au-dessous d'elle, une couche de tissu fibreux contenant dans ses parties les plus profondes, c'est-à-dire les plus extérieures, de nombreuses vésicules de graisse. Après addition d'acide acétique, on pouvait voir quelques restes de tubes englobés dans un amas de tissu fibreux irrégulièrement disposé. L'un d'eux apparaissait comme un tube imparfait, fortement dilaté à sa partie inférieure ; un autre comme un kyste sphérique rempli de matière granuleuse et de molécules huileuses ; un troisième comme un kyste ovale avec un petit col tronqué. Ce dernier contenait seulement une matière granuleuse, mélangée à une matière granulo-fibreuse.

Observation II (1).

Glandes atrophiées dans toute l'étendue de la muqueuse : — dans certains endroits, remplacées par du tissu fibreux, — dans d'autres transformées en kystes semblables à des bouteilles et remplis de cellules épithéliales granulo-graisseuses. — Toutes sont enserrées dans du tissu conjonctif. Pouvoir digestif de la muqueuse, disparu.

Un homme, âgé de 45 ans, était malade depuis environ dix-huit mois. La maladie était venue d'une façon si graduelle et si lente, qu'il ne pouvait en préciser le début. Il se plaignait d'une grande faiblesse et d'une incapacité d'exercice mental ou corporel; parfois il avait mal dans le dos et ressentait de la fatigue dans les jambes, mais il n'y avait perte ni de la sensibilité ni du mouvement. Au moindre exercice, il était essoufflé et avait des palpitations. Il n'était pas amaigri, mais sa face était de couleur pâle, jaunâtre, comme chez les cancéreux, et les lèvres, la langue, la gorge étaient exsangues. Son appétit était très mauvais. Il avait des flatulences et, parfois aussi, des vomissements bilieux.

Le pouls était petit et faible. Il n'y avait ni cancer ni phthisie dans les antécédents héréditaires. Il avait toujours vécu avec sobriété et sa santé avait toujours été excellente jusqu'à la maladie actuelle.

A un examen attentif, on ne voyait pas de taches noires ni sur la muqueuse buccale ni sur la peau.

(1) Fenwick. The Lancet, 1877.

Rien d'anormal dans le fonctionnement du cœur et des poumons. Le foie et la rate étaient de grosseur ordinaire. Le corps thyroïde et les glandès lymphatiques n'étaient pas hypertrophiés. L'estomac n'était pas dilaté et on ne pouvait y découvrir de tumeur. L'urine était claire, acide, sans albumine ni sucre. Une goutte de sang, prise à l'extrémité d'un doigt, ne montrait pas une augmentation, mais plutôt une diminution de globules blancs.

Je lui prescrivis du fer, de la quinine et aussi une petite dose d'huile de foie de morue. Je lui recommandai aussi une diète nutritive et une ration modérée de vin.

Environ une semaine après, je le vis, et il m'apprit qu'il avait eu un vomissement fort et persistant. On m'envoya un peu du liquide rejeté par l'estomac et, à l'examen, j'y reconnus la présence de la bile. Le vomissement cessa après une purgation.

Lorsque le malade vint de nouveau me voir, il me parut plus pâle et plus faible qu'auparavant. Le pouls était alors si petit qu'on le sentait à peine, et qu'il me fut impossible d'en obtenir un tracé sphygmographique. De plus, il se plaignait d'une légère douleur au-dessous de la clavicule. Sous tous les autres rapports, les symptômes n'avaient pas changé : l'appétit était toujours mauvais, les flatulences persistaient. Il devint de plus en plus faible et anémique; puis, après deux ou trois jours de délire, il mourut.

Autopsie. — La peau avait une coloration pâle, jaunâtre. Dans le tissu sous-cutané se trouvait un amas considérable de graisse. Les plèvres renfermaient une grande quantité d'eau à la partie inférieure. Les deux reins étaient très œdématiés, et présentaient un aspect granuleux sur leur partie supérieure. Le cœur était entouré d'une couche de graisse; mais, sauf cette particularité, il était tout à fait normal. Il y avait un caillot mou et gélatineux dans le ventricule droit; les autres cavités étaient vides. Le foie, la rate, le pancréas étaient normaux. L'estomac ne renfermait qu'une petite quantité de gaz, et n'avait pas encore subi le ramollissement cadavérique. Une petite partie de cet organe, examinée au microscope, montrait les dépressions de sa surface plus accentuées que de coutume. La majeure partie des glandes étaient atrophiées, et nulle part on ne pouvait en voir avec une structure normale. Du côté du pylore et dans la région moyenne, les tubes sécréteurs semblaient convertis en une masse de tissu fibreux, et c'est seulement près du cardia qu'on pouvait voir des traces de glandes. Dans cette partie, les tubes gastriques étaient représentés par des corps espacés semblables à des bouteilles remplies de matières granuleuses et de cellules épithéliales graisseuses. Dans d'autres places, les extrémités des tubes étaient dilatées sous forme de petites tumeurs. Chacune d'elles était entourée de fibres, et était limitée intérieurement par une couche de cellules; l'intérieur était rempli de cellules graisseuses et de matière granuleuse. Les villosités de la partie supérieure de l'intestin étaient larges, proéminentes, et remplies de graisse, non pas de graisse émulsionnée, mais de graisse en gouttes. Après l'examen au microscope, je raclai la muqueuse, je la mis infuser dans de l'eau distillée; puis, à deux onces de cette infusion, j'ajoutai deux drachmes d'acide chlorhydrique. Un morceau d'albumine de blanc d'œuf bien cuit fut mis dans la solution, laquelle fut placée dans un bain-marie à la température du sang chaud pendant neuf heures. Après ce temps, l'albumine était un peu ramollie à la surface, mais son volume n'avait pas diminué.

Observation III (1).

Glandes altérées sur toute la surface de la muqueuse : — ici, irrégulièrement dilatées et remplies de matières granuleuses et graisseuses, — là, comme étranglées et formant un coude, — ailleurs, disparues entièrement et remplacées par des amas de matière granuleuse, — dans d'autres endroits enfin, disparues en laissant des espaces vides, — partout du tissu conjonctif.

Le Dr C... vint me demander mon avis sur la maladie dont il était atteint.

Il avait 50 ans. Ancien chirurgien, il avait exercé la médecine sous différents climats. Son affection remontait à trois ans. Elle avait débuté par une toux et une respiration pénible qui avaient duré deux ou trois ans. Dans la dernière année, il avait remarqué que ses forces faiblissaient. Il attribuait cet état à l'humidité de son domicile; il en changea, mais sans voir pour cela sa situation s'améliorer.

(1) Fenwick. The Lancet, 1877.

Lorsque je le vis, il était étendu sur un canapé, la face et les lèvres très blanches, et lorsqu'à mon entrée il essaya de se lever, il fut pris d'un accès de dyspnée. C'est avec une grande difficulté qu'il allait jusqu'à son fauteuil, et il y tombait comme épuisé par l'effort. Il parlait lentement et à voix basse. Pour lui, sa faiblesse était due à son manque excessif d'appétit. Il ressentait une fatigue insolite dans les membres, et au moindre exercice il était pris de palpitations et de dyspnée.

La langue était nette; pas de vomissements. Il pouvait manger un peu de poulet, mais avait un grand dégoût pour tous les autres genres de nourriture animale. Depuis quelques jours il avait un peu de diarrhée, mais auparavant les selles étaient normales.

Pouls très faible, filiforme. Bruit systolique au-dessus des valvules aortiques et tout le long de l'aorte.

Au sommet des poumons on entendait des ronchus sonores, avec augmentation du bruit circulatoire.

Le volume du foie et de la rate était normal.

Pas de tumeur dans l'abdomen. Urine sans albumine ni sucre.

Ne trouvant pas de cause d'anémie, je lui fis remarquer que, selon toute probabilité, il avait une atrophie de l'estomac. Il fut de mon avis. « Son cœur, me disait-il, lui semblait vide de sang, et les stimulants produisaient sur lui une sensation pénible, comme si son cœur eût été obligé de se contracter à vide. »

Le jour suivant il insista pour être transporté en ville; dans le trajet il perdit connaissance, et mourut dans le coma quelques heures après son arrivée dans son nouveau logement.

Autopsie. — Peau de couleur jaune pâle, semblable à celle des cancéreux. Énorme amas de graisse dans le tissu cellulaire sous-cutané. Les veines étaient vides de sang, et le cœur ne renfermait que quelques caillots. La consistance de cet organe était faible; on pouvait facilement le déchirer. Poumons légèrement emphysémateux. Glandes lymphatiques et capsules surrénales intactes. Je ne pus examiner le cerveau.

L'estomac était gonflé par des gaz, mais ne con tenait pas de liquides. Il était si mince que je songeai à une dissolution cadavérique, ce que démentait son état de vacuité. Je le fis placer avec beaucoup de soins dans l'alcool, afin de pouvoir l'examiner au microscope. Des coupes furent faites dans toutes les parties; aucune ne présentait une structure normale. L'intensité des altérations était variable suivant les points examinés : elle était au maximum vers le cardia, et au minimum près du pylore. Dans les parties les plus saines, les tubes sécréteurs ne se reconnaissaient pas; ils étaient beaucoup plus larges que de coutume, irrégulièrement dilatés, remplis de cellules et de matière granuleuse mélangées avec de petits amas de graisse. Le tissu sous-jacent était épaissi par places. Les tubes sécréteurs étaient partout unis les uns aux autres, ainsi qu'à leur couche musculaire sous-jacente, par un tissu composé de fibres courtes et fines mêlées à des cellules et à des noyaux. Dans quelques parties, on pouvait voir les tubes dans toute leur longueur; dans d'autres, les culs-de-sac étaient surtout dilatés, et, à mesure qu'on s'avançait vers la surface, la quantité des cellules de formation nouvelle et la substance intertubulaire étaient moindres. Dans la partie où la lésion était à un degré plus avancé, les cellules et les fibres reliant les glandes étaient toujours visibles; mais le tissu sous-jacent étaient moins épais, les extrémités inférieures étaient plus dilatées, et contenaient un plus grand nombre de grosses cellules graisseuses; enfin les tubes étaient si étranglés qu'on pouvait à peine y reconnaître quelques cellules à pepsine normales. Çà et là on voyait des groupes de tubes étranglés; quelques-uns étaient déviés de leur direction normale et tendaient à devenir horizontaux, et, entre les deux portions de ces tubes formant un coude, il semblait y avoir une solution de continuité.

Dans les points où la désorganisation était au maximum, il n'y avait plus traces de glandes, mais à leur place des matières granuleuses de forme globulaire. Les membranes sous-jacentes ne pouvaient plus être reconnues autour de ces masses nouvelles répandues çà et là irrégulièrement à travers le tissu. On pouvait y voir aussi des vaisseaux, artères et veines, d'un volume anormal et avec des parois épaissies.

Dans certains endroits, les masses de matière granuleuse semblaient avoir été résorbées, et, à leur place, on trouvait des espaces vides, semblables à des kystes en voie de formation. Ces kystes n'existaient pas seulement dans les couches profondes de la muqueuse, mais quelquefois aussi à sa surface.

Dans d'autres parties enfin, il n'y avait plus traces de tubes et toute la muqueuse était représentée par des fibres, entre lesquelles il y avait seulement quelques cellules et des globules de graisse.

Observation IV (1).

Examen microscopique absolument semblable au cas précédent.

H. T..., âgé de 62 ans, charretier, entré à l'hôpital le 23 avril 1874. Depuis vingt ans, il était sujet à la toux, et depuis six mois il devenait graduellement plus faible et maigrissait. Il avait des éructations gazeuses, un mauvais goût dans la bouche, de la prostration après ses repas et mal au cœur.

Pouls faible, anorexie, selles régulières.

Il devint graduellement de plus en plus faible et, le 2 juin, on rédigeait sur lui la note suivante : Homme gros, de constitution forte, d'une couleur blanche de faon, analogue à celle que l'on rencontre, non pas chez les rhumatisants ni les syphilitiques, mais dans l'anémie idiopathique. Lèvres très pâles. Le malade, couché sur le dos, est incapable de se lever et de changer lui-

(1) Cette observation rapportée par Fenwick est due à Ramskill. Fenwick n'a pas vu le patient pendant sa vie, mais il assista à l'autopsie. The Lancet, 1877.

même de position; il répond lentement aux questions. Son visage est sans expression. Pouls très faible, respiration très pénible. L'épigastre se déprime légèrement à chaque inspiration.

3 juin. Vomissements continuels rejetant le lait et l'eau-de-vie dont le malade se nourrissait exclusivement ces derniers jours. Il est devenu encore plus apathique. Mort à une heure de l'après-midi.

Autopsie. — Poumons : sommet droit induré, fibroïde sur la longueur d'un demi-pouce avec adhérences pleurales. Même état pour le sommet gauche, sauf l'aspect fibroïde. Tous deux sont gros, emphysémateux, anémiques.

Cœur gros, en dégénérescence graisseuse; enveloppe externe couverte de graisse, muscle mou, caillots pâles.

Cerveau atrophié très anémique.

L'estomac fut lavé et placé dans l'alcool pour être ensuite examiné au microscope. Il n'y avait pas apparence d'altérations cadavériques. Il est inutile de rapporter le résultat de l'examen, il est entièrement semblable à celui de l'observation précédente.

Fenwick se trouva encore, dans sa pratique, en présence de trois cas qu'il jugea analogues aux précédents d'après les données cliniques. Malheureusement, il ne put faire l'autopsie de ces malades.

La lecture attentive des observations que nous venons de rapporter ne nous semble pas pouvoir laisser de doute dans les esprits sur la nature des lésions signalées dans chacune d'elles. On voit, en effet, qu'il s'agit bien des différents degrés de conversion du tissu muqueux de la muqueuse en tissu franchement fibreux ; d'où tous les caractères des différentes périodes de ce que nous appellerions volontiers, avec M. le professeur Feltz, la sclérodermie de l'estomac.

Nous croyons également avoir fait ressortir, dans notre étude clinique, les différents modes d'altérations glandulaires, ainsi que les causes anatomiques des déviations et des déformations diverses des tubes glandulaires. La disparition totale des glandes, notée dans plusieurs de nos cas, parallèlement à la transformation kystique d'un certain nombre d'autres, nous donne aussi l'idée de la marche et de l'envahissement progressif de la couche glandulaire proprement dite de l'estomac.

Signalons encore que, dans nombre de cas, l'atrophie glandulaire s'opère sans dégénérescence des éléments anatomiques qui président à la confection des sécrétions régulières. Il s'agit alors dans ces circonstances d'un rapetissement progressif des éléments épithéliaux, glandulaires et autres, ce qui explique comment la vie est si longtemps compatible avec les sclérodermies, même généralisées, de l'estomac.

§ 4.

CONSIDÉRATIONS.

Nous allons essayer de généraliser les connaissances que nous avons acquises dans l'examen détaillé de notre observation et dans celles que nous avons recueillies dans les différents livres et revues périodiques. Nous insisterons dans les limites du possible sur la pathogénie de l'affection.

De nos différentes observations, il ressort un fait anatomique constant et qui frappe tout d'abord, c'est l'apparition d'un tissu néoplasique, fibrillaire, dans le tissu muqueux proprement dit de la muqueuse, dans ce tissu qui sert de substratum aux glandes et aux vaisseaux. C'est ce tissu qui, dans le premier ordre de cas, a rétracté l'organe et l'a réduit à des dimensions moindres, et qui, dans le second ordre, a laissé l'estomac indemne en apparence, mais l'a atteint cependant dans sa partie essentielle, la portion glandulaire.

Quelle cause a pu provoquer de semblables lésions ? *A priori*, nous devons écarter toute cause aiguë et aussi toute cause qui aurait agi d'une façon localisée sur l'organe, telle que tumeur, substance corrodante, etc., puisque nous sommes en présence de lésions de surfaces uniformes. L'inflammation chronique peut seule aboutir à un tel résultat.

Dans notre première observation, la lésion étant si uniforme et coïncidant avec une diminution semblable d'autres organes, nous avions d'abord songé à une atrophie sénile anticipée. Nous avons bien vite renoncé à cette idée, car, dans l'atrophie sénile, on a une rétraction simple et uniforme de tous les éléments et de tous les tissus, tandis qu'ici nous avions manifestement une néoformation de tissu fibreux et une disparition d'un grand nombre de glandes, et cela dans la muqueuse seulement.

L'inflammation chronique de l'estomac peut provenir de trois causes principales :

1° L'urémie (ou ce qu'on est convenu d'appeler ainsi) qui, par l'intermédiaire du sang non dépuré, détermine une irritation permanente de la muqueuse.

2° Une affection cardiaque ou hépatique, qui amène une réplétion passive des capillaires de l'organe.

3° Enfin l'alcoolisme.

Mais, de ces trois causes, quelle est celle qui, dans notre observation, a pu provoquer la gastrite ? Il est peu probable que la néphrite interstitielle ait été le point de départ de la lésion, car elle est bien discrète et semble plutôt être à sa période de début. L'affection cardiaque, si elle eût été primitive, eût vite amené des complications (œdème des paupières, des membres inférieurs, ascite, etc...) que nous n'avons pas vues se produire. C'est donc l'alcoolisme qui semble avoir été la cause de la lésion.

C'est d'ailleurs un fait signalé par beaucoup d'auteurs, que l'alcoolisme conduit plus facilement et plus rapidement que toute autre cause à la dégénérescence cirrhotique des glandes. (Frerichs, Magnus, Huss, Bamberger, etc.). Or, l'estomac est une véritable glande, comme le foie, et si nous avons vu ce dernier organe, sous certaines influences, se rapetisser ou subir des altérations de son parenchyme, pourquoi l'estomac serait-il insensible à l'action des mêmes influences? Cela n'est pas, et les lésions que nous avons rencontrées dans les différentes observations que nous avons rapportées, sont de tout point comparables à celles que l'on trouve dans le foie des buveurs; analogie facile à expliquer, car l'estomac étant l'organe même de l'absorption, doit subir aussi bien que le foie, l'influence de l'alcool qui le pénètre.

§ 5.

CONCLUSIONS

I. Le cas d'atrophie de l'estomac que nous avons observé est manifestement dépendant d'une sclérodermie de la muqueuse stomacale.

II. L'inflammation chronique généralisée, que nous avons décrite dans la muqueuse stomacale, se caractérise par la substitution d'un tissu conjonctif cicatriciel au tissu muqueux proprement dit, d'où l'atrophie généralisée et la destruction progressive des glandes.

III. Les différentes périodes du développement de la néoplasie inflammatoire, rendent très bien compte des disposition anatomiques diverses que l'on rencontre dans les observations que nous avons citées, tant au point de vue du volume de l'organe stomacal, que des altérations glandulaires.

IV. La cause qui semble déterminer le plus souvent la gastrite chronique est l'alcoolisme, qui crée, pour ainsi dire de première main, les conditions les plus favorables aux inflammations chroniques générales.

Paris. — Typ. A. Parent. A. Davy, succ^r, rue Monsieur-le-Prince, 29-31.

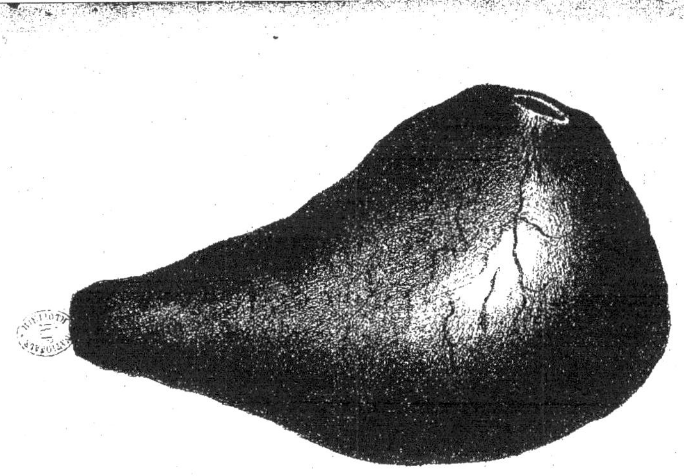

Ad. Nat. del^{t} E. Krantz

V. Focillon lith.

ESTOMAC DESSECHÉ (grandeur Naturelle)

(Face antérieure)

www.ingramcontent.com/pod-product-compliance
Ingram Content Group UK Ltd.
Pitfield, Milton Keynes, MK11 3LW, UK
UKHW020331220726
13923UKWH00003B/1495